Te 107/76

5502
F.a.

QUELQUES CONSIDÉRATIONS

SUR LA

NATURE DE LA GOUTTE

ET SUR SON TRAITEMENT

PAR LES EAUX THERMALES DE VICHY;

PAR

CHARLES PETIT,

DOCTEUR EN MÉDECINE, INSPECTEUR-ADJOINT DES EAUX DE VICHY.

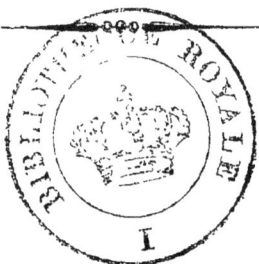

PARIS;

CROCHARD, LIBRAIRE-ÉDITEUR,

PLACE DE L'ÉCOLE-DE-MÉDECINE, N. 13.

1835.

Imprimé chez PAUL RENOUARD, rue Garancière, 5.

QUELQUES CONSIDÉRATIONS

SUR LA

NATURE DE LA GOUTTE

ET SUR SON TRAITEMENT

PAR LES EAUX THERMALES DE VICHY.

———◦◦◦———

La goutte est une maladie si fréquente et si cruelle que de tout temps les médecins ont cherché à en connaître la nature, afin de pouvoir en établir le traitement sur des bases rationnelles. Mais malheureusement, toutes les fois qu'il s'agit de remonter à la cause première, à l'essence des maladies, nous rencontrons de si grandes difficultés que nous sommes presque toujours obligés d'avouer notre impuissance, et de reconnaître que c'est là un secret qu'il ne sera peut-être jamais donné à notre intelligence de pénétrer entièrement.

Aussi les auteurs qui se sont occupés de recherches

relatives à la nature et au traitement de la goutte, ont-ils le plus souvent reculé devant les obstacles qu'ils ont rencontrés, et mis de côté l'observation et l'expérience, qui ont toujours été nos guides les plus sûrs dans l'application des remèdes, espérant qu'il leur serait plus facile de résoudre le problème qu'ils s'étaient proposé par un effort de leur imagination. Il en est résulté que c'est presque toujours sur des hypothèses imaginaires d'*une cause prochaine* qu'ils ont établi leurs règles de pratique; et comme ces hypothèses ont varié autant que les théories médicales et quelquefois suivant les idées les plus absurdes, elles ont naturellement conduit à employer des remèdes très différens et en si grand nombre, qu'on aurait peine à en citer un dont on n'ait essayé l'usage contre cette affection.

Il est facile de comprendre que des théories aussi incertaines ne pouvaient amener, sinon par hasard, aucun résultat pratique satisfaisant. Aussi les prétendus remèdes infaillibles, qui ont été successivement préconisés, ont si souvent manqué leur effet, que les goutteux ont fini par ne plus croire à la médecine. La plupart en sont venus à cette opinion, partagée d'ailleurs par un grand nombre de médecins, qu'il n'y a rien à faire contre la goutte, que c'est une maladie intraitable de sa nature, et qu'au lieu de se tourmenter par l'emploi de remèdes inutiles, il est préférable de se résigner à souffrir, et de tout attendre de *la force médicatrice de la nature*, se consolant dans tous les cas avec Sydenham, en pensant que la plupart des rois, des princes, des généraux, des philosophes et des autres grands hommes ont vécu et sont morts avec la goutte. D'autres, au contraire, souffrant avec moins de résignation, et n'ayant pas d'ailleurs beaucoup à se louer de la pratique de cette philosophie qui a pour devise : *patience et flanelle*, ont cherché leur guérison dans les remèdes empiriques; mais, si quelquefois ils en ont obtenu un soulagement momentané, le plus souvent ils ont eu à se repentir d'avoir ajouté foi à leur efficacité.

Dans ces derniers temps, on n'a voulu voir dans la goutte qu'une inflammation, et d'autres moyens de la combattre que les antiphlogistiques. Il est vrai que cette affection se montre dans beaucoup de cas sous la forme inflammatoire; mais est-ce une raison de croire qu'elle consiste essentiellement dans l'inflammation? Il me semble qu'en général on attache beaucoup trop d'importance aux formes extérieures des maladies, et qu'on ne cherche pas assez à remonter jusqu'aux élémens qui les constituent. Mais c'est à l'anatomie pathologique, lorsqu'elle sera toutefois, si j'ose m'exprimer ainsi, moins grossière qu'elle ne l'a été jusqu'à présent, c'est-à-dire, lorsque, par une étude plus approfondie des organes malades, elle pourra nous faire connaître jusqu'à l'élément primitivement affecté; c'est surtout à la chimie pathologique, et en suivant la voie si heureusement ouverte par M. Raspail, qu'il est réservé de rendre, sous ce rapport, à la médecine pratique, les plus éminens services. Mais en attendant que ces sciences nous aient éclairés davantage sur la nature des maladies, est-il possible de ne pas admettre dans l'inflammation goutteuse un principe particulier, auquel sont subordonnés tous ses phénomènes extérieurs? Comment expliquerait-on autrement les différences si bien caractérisées, qui la distinguent des autres inflammations qui ont quelquefois leur siège dans les mêmes tissus qu'elle affecte de prédilection ?

Si l'on compare, par exemple, une inflammation articulaire, ayant pour cause une violence extérieure, à l'inflammation goutteuse proprement dite, on remarque que la première a toujours une marche régulière, qu'elle présente une période d'accroissement, d'état et de déclin, tandis qu'on n'observe rien de semblable dans la goutte, dont la durée peut varier depuis quelques minutes jusqu'à des mois entiers. L'inflammation de cause étrangère à la goutte, commence et se termine toujours dans la même articulation; la goutte, au contraire, est extrêmement mobile : on la voit sauter d'un organe à un autre, avec la plus grande promptitude, pour disparaître encore et rester quelque temps ensuite sans manifester sa présence. Si l'on ajoute aux caractères qui sont particuliers à la goutte, que cette affection est héréditaire, qu'une fois qu'elle s'est emparée d'un malade, elle ne l'abandonne plus que momentanément, qu'elle se renouvelle par attaques, à des intervalles plus ou moins rapprochés, le plus souvent sans cause apparente, et, en général, avec une violence qui va toujours croissant, il devient évident qu'il n'y a aucune analogie à établir entre elle et une inflammation ordinaire. On est forcé de reconnaître que cette affection tient à une cause qui lui est propre, et que l'inflammation, pour être souvent l'un des caractères sous lesquels elle se montre, ne la constitue pas essentiellement.

Mais ce qui doit surtout nous éclairer sur la nature de la goutte, et par conséquent sur les meilleurs moyens de la combattre, c'est l'analogie qui me semble exister entre elle et la gravelle d'acide urique.

Presque tous les auteurs ont été frappés de la coexistence fréquente de ces deux affections. « Les « goutteux, sans exception, dit Scudamore, à une épo- « que quelconque, sont attaqués par la gravelle, ou « bien ils rendent dans leurs urines un sédiment briqueté. « J'ai vu bien souvent des malades se dire douloureuse-

« ment atteints par la gravelle, avant que la goutte se mani-
« festât, et au point même de redouter la pierre ; mais
« ensuite ils ne remarquaient plus qu'un sédiment épais
« et d'une couleur foncée. Quelques individus éprouvent
« la gravelle dans l'intervalle des paroxysmes, mais un
« très petit nombre en est affecté quand la goutte est pré-
« sente. » Le même auteur observe que l'urine des goutteux conserve invariablement son caractère acide (1),
et il ajoute que le dépôt d'un sédiment foncé ou couleur
de brique, à la suite du refroidissement de l'urine, ac-
compagne si constamment tous les symptômes actifs de
la goutte, que sa connexion avec ces mêmes symptômes,
est fortement gravée dans l'esprit des malades, qui donn-
nent alors à cette urine le nom de *goutteuse*. Sydenham a aussi fait la remarque que la goutte engendre
des calculs rénaux chez plusieurs sujets, et assure
que les malades sont quelquefois en peine de savoir
ce qui les fait le plus souffrir de la goutte ou de la
pierre. Morgagni observe également que les calculs rénaux accompagnent souvent la goutte. Il rapporte
(Epist. LVIII) le cas d'un goutteux qui avait en même
temps une néphrite calculeuse, et qui mourut apoplec-
tique. A l'ouverture du cadavre on trouva les reins
beaucoup plus gros que dans l'état naturel, particulièrement le droit, qui avait presque le volume de la tête
d'un homme, et qui renfermait onze grosses pierres. Le
rein gauche n'en contenait qu'une petite. Elles étaient
toutes à rameaux, et ressemblaient par leur couleur et
leurs branches à du corail noir.

Ces rapports entre la goutte et la gravelle, qui ont

---

(1) Il est probable que Scudamore n'a voulu parler que de l'urine *re-
conte* des goutteux ; car on sait que l'urine fortement animalisée, comme
l'est ordinairement celle de ces malades, devient bientôt alcaline et pu-
tride.

été remarqués par la plupart des auteurs qui se sont occupés de ces deux affections, se retrouvent encore dans la similitude de leurs causes. C'est ainsi que la goutte et la gravelle se manifestent souvent et également, comme on sait, sous l'influence d'une disposition héréditaire, et il est difficile de ne pas croire que cette disposition ne soit de même nature dans l'un et l'autre cas, puisque l'on voit tous les jours des parens goutteux donner naissance à des enfans graveleux, et alternativement des parens graveleux donner le jour à des enfans qui deviennent goutteux. On voit même très communément les mêmes individus être affectés simultanément, ou à des époques différentes, de la goutte et de la gravelle.

Il n'est personne qui n'ait fait la remarque que la goutte et la gravelle ont une égale prédilection pour les gens riches, et cette observation vient encore à l'appui de la similitude que nous croyons exister entre ces deux affections, puisqu'il est bien reconnu maintenant qu'un régime trop nourrissant, ou composé d'alimens très azotés, a une égale influence sur le développement de ces deux affections; tandis qu'au contraire on cite un bon nombre de goutteux et de graveleux qui, se trouvant ruinés tout-à-coup par quelques revers de fortune, ou qui, ayant eu le courage de se soumettre à un régime très sévère dès le début de leur maladie, en ont été promptement débarrassés. C'est ce qui a été parfaitement démontré, pour la gravelle, par les recherches et les observations de M. Magendie; et c'est aussi, relativement à la goutte, l'opinion de M. le docteur Roche (Voyez son excellent article *Goutte*, du *Dictionnaire de médecine et de chirurgie pratiques*), qui considère cette affection comme dépendant essentiellement d'une surabondance de matériaux nutritifs dans le sang et de

la sur-animalisation des tissus articulaires. « Une seule
« cause, dit-il, produit la goutte, et cette cause unique,
« c'est, selon moi, une nourriture trop succulente. Elle
« a pour effet de gorger en quelque sorte tous les tissus
« de matériaux nutritifs, et de leur en fournir davan-
« tage que le travail de décomposition ne peut en en-
« lever. Deux voies d'excrétions, celle des urines et celle
« de la transpiration cutanée, maintiennent cependant
« encore assez long-temps l'équilibre ; mais tôt ou tard
« il arrive que ces voies d'excrétion ne peuvent plus
« suffire, ou bien l'une d'elles vient à être momentané-
« ment et plus ou moins complètement interrompue
« par une cause quelconque, et alors les matériaux nu-
« tritifs en excès qu'elle devait conduire au dehors, sont
« transportés sur les tissus fibreux articulaires ; ils en
« accroissent la nutrition, et de tissus presque insensi-
« bles, en les douant en quelque sorte de nouveaux de-
« grés de vitalité, ils en font des tissus sensibles, irrita-
« bles, et disposés à s'enflammer sans cesse spontané-
« ment, ou bien sous l'influence de quelque cause déter-
« minante. »

Si maintenant nous examinons la nature des concrétions produites par la goutte, l'analogie de cette affection
avec la gravelle rouge devient encore bien plus frap-
pante. En effet, l'analyse chimique a démontré que les
produits de ces deux affections ont également pour base
l'acide urique. Cette composition des concrétions arthritiques a été soupçonnée par Forbes dès 1793. Cependant Fourcroy et Guyton-Morveau les crurent produites par du phosphate de chaux ; mais Wollaston prouva
en 1797 qu'elles contiennent de l'urate de soude et une
matière animale. Ces résultats obtenus par Wollaston,
ont été depuis confirmés par Vauquelin et par tous les
chimistes modernes qui se sont occupés de cette ana-

lyse ; seulement leurs recherches, plus minutieuses, y ont démontré aussi l'existence d'un peu d'urate de potasse, d'urate de chaux, de chlorure de sodium, et de quelques-uns des principes constituans ordinaires des liquides du corps.

Ne résulte-il pas de toutes ces observations et de tous ces faits, que la goutte et la gravelle d'acide urique sont liées à la même cause, quoique ayant leur siège dans des organes différens? Et ne semble-il pas suffisamment démontré que cette cause consiste en ce que le sang contient un excès d'acide urique, ou des élémens qui servent à le former?

Cette opinion sur la cause prochaine de la goutte a déjà été émise par Forbes (*Treatise on gravel and gout*. London, 1787), et par Parkinson (*On the nature and cure of gout*. London, 1805). C'est même sur cette théorie, et sur la remarque faite par Wollaston, que, chez les goutteux, il y a toujours une surabondance d'acide urique, que sir Everard Home et Brande ont conseillé l'emploi de la magnésie, tant dans la goutte que dans la gravelle.

Mais la prédominance acide, chez les goutteux, ne se manifeste pas seulement par la présence de l'acide urique, en grande proportion, dans l'urine et dans les concrétions articulaires; il semble encore que la plupart des sécrétions, chez ces malades, prennent un caractère acide très prononcé. C'est ce que j'ai été à même de constater plus d'une fois. N'est-ce pas d'ailleurs une observation qui a été faite souvent, que beaucoup de goutteux se plaignent, quelque temps avant qu'une attaque se manifeste, d'éprouver une ardeur brûlante à l'estomac, allant quelquefois jusqu'à des éructations acides et comme corrosives? N'a-t-on pas également observé que la transpiration cutanée devient elle-même très acide, et particulièrement, ainsi que Berthollet l'avait déjà remarqué, celles des parties qui avoisinent ou qui recouvrent des articulations occupées par la goutte? Il ne faut cependant pas oublier que la transpiration, chez les goutteux, ne diffère de ce qu'elle est dans l'état de santé, que par un plus grand degré d'acidité; car on sait, surtout depuis les observations qui ont été faites par M. Donné (*Mémoire adressé à l'académie des sciences*, séance du 27 janvier 1834), que la peau sécrète ordinairement une humeur acide par toute sa surface, excepté par quelques points de peu d'étendue; je suis même porté à croire que la peau et les reins sont les deux principaux émonctoires par lesquelles notre corps se débarrasse de l'excès d'acide qu'il contient; et c'est sans doute pour cela que le moindre dérangement apporté à la transpiration cutanée est infailliblement suivi de douleurs symptomatiques dans les membres qui ont été affectés de la goutte, et que l'on a souvent observé que lorsque le sédiment briqueté, dont la présence en certaine quantité dans les urines annonce ordinairement la terminaison des accès de goutte, vient à disparaître tout-à-coup, il survient une rechute ou attaque nouvelle.

D'après tout ce qui précède, il me semble évident qu'entre la goutte et la gravelle rouge, il y a similitude parfaite de causes et d'effet, et que ces deux affections ne diffèrent que par le siège qu'elles occupent. N'est-il pas naturel, par conséquent, d'en conclure que le traitement qui réussit dans l'une doit convenir dans l'autre?

Telles sont du moins les considérations qui m'ont conduit à essayer de combattre la goutte par les eaux thermales de Vichy, dont j'ai déjà cherché dans un autre mémoire (*Du traitement médical des calculs urinaires et particulièrement de leur dissolution par les eaux de*

Vichy et les bi-carbonates alcalins. Crochard, libraire-éditeur; Paris, 1834) à faire mieux connaître qu'elle ne l'était auparavant, l'efficacité contre les calculs urinaires, et particulièrement contre ceux d'acide urique.

Pour faire mieux comprendre les avantages que l'on doit se promettre, contre la goutte, de l'usage des boissons alcalines et des bains de même nature, et pour ne pas tomber dans des répétitions inutiles, je renverrai au mémoire que je viens de rappeler. On y verra avec quelle facilité l'eau de Vichy rend l'urine alcaline, d'acide qu'elle était auparavant, et que loin qu'il y ait inconvénient à la maintenir à cet état pendant des mois et même pendant des années, il y a au contraire avantage pour la santé. J'y ai fait remarquer avec quelle promptitude la gravelle disparaît sous l'influence de cette alcalisation; qu'on pouvait guérir, et qu'on guérissait effectivement, par ce moyen, les calculs plus ou moins volumineux d'acide urique; qu'il ne fallait, pour obtenir ce résultat, qu'un peu plus ou un peu moins de temps, et qu'il y avait même les plus grandes probabilités pour détruire les autres espèces de calculs, soit par dissolution, soit par désagrégation. Je dois ajouter que tous les jours l'expérience me confirme davantage dans cette opinion.

L'action des eaux thermales de Vichy, comme probablement aussi d'autres boissons également alcalines, contre la goutte, est d'autant plus facile à comprendre, que ce n'est pas seulement l'urine qui devient alcaline sous l'influence de cette médication, mais aussi la transpiration cutanée et toutes les autres sécrétions; et que même on peut porter cette alcalisation, comme nous le verrons, à un degré très élevé, sans le moindre inconvénient, pourvu toutefois que l'état de l'estomac et des organes de la poitrine le permette.

Je n'ai point encore eu l'occasion de soumettre à cette médication un assez grand nombre de goutteux, ni depuis un temps assez long, pour qu'il soit possible jusqu'à présent d'en tirer aucune conclusion; je me défie trop d'ailleurs de toute théorie, lorsqu'un très grand nombre de faits bien observés ne viennent point à l'appui. Je suis donc loin d'affirmer qu'on guérira la goutte à Vichy, ou en général par l'usage des boissons alcalines, et qu'on la guérira dans tous les cas. Cependant l'amélioration a été si marquée, si progressive, et s'est si bien sontenue jusqu'à présent dans les cas que j'ai commencé à recueillir, que, tout isolés et tout incomplets qu'ils sont, j'ai cru devoir les faire connaître, afin d'appeler l'attention de mes confrères sur ce moyen de combattre cette cruelle affection, contre laquelle, il faut l'avouer, la médecine est si souvent obligée d'avouer son impuissance.

Il est si facile de s'alcaliser, et on peut le faire si impunément, qu'il serait de la plus haute importance que l'expérience vînt confirmer les espérances que font naître ces premiers essais. Ne serait-ce pas, en effet, un remède précieux que celui qui pourrait servir, non-seulement à combattre la goutte avec succès, lorsqu'elle se manifesterait, mais encore à en prévenir le retour, pourvu qu'on l'employât deux ou trois fois, par exemple, dans le courant de l'année, et particulièrement vers les époques où les attaques se montrent le plus ordinairement? Il me semble que, si la théorie ne nous induit pas en erreur, tel devrait être l'effet de l'alcalisation, surtout associée à un régime ordinaire peu azoté.

Quoi qu'il en soit, voici les faits que j'ai commencé à recueillir; je les donne pour ce qu'ils sont, et chacun pourra les apprécier à leur juste valeur.

M. F...., médecin, demeurant au Mans (Sarthe), maintenant âgé de 44 ans, d'une taille moyenne, bien constitué,
et d'un tempérament qu'on pourrait appeler sanguin-
lymphatique, est venu à Vichy, pour la première fois,
dans la saison de 1833, ayant la goutte et la gravelle.

Ce malade ne se rappelle pas avoir eu d'autres goutteux dans sa famille que sa grand'mère maternelle; son
père n'avait jamais eu la goutte, lorsqu'il fut tué dans
la guerre de la Vendée, à l'âge de 39 ans. C'est en 1821,
au mois de janvier, que M. F.... à eu sa première attaque, après avoir éprouvé un froid très vif aux pieds,
et, contrairement à ce qu'on observe ordinairement au
début de la goutte, elle fut très violente, accompagnée
de fièvre et de douleurs atroces. Elle le força à garder
le lit pendant six semaines. Un an après, il eut une seconde attaque, également très forte, qui fut suivie de
quatre autres dans la même année, ayant plus particulièrement leur siège dans les articulations du tarse. Dans
les intervalles de ces attaques, il y avait toujours assez
de douleur pour rendre la marche très difficile et très
pénible. En 1823, la gravelle se manifesta par des coliques néphrétiques violentes, qui se renouvelèrent souvent pendant l'année, et qui furent enfin suivies de l'ex-
pulsion d'un gravier gros comme la moitié d'un noyau
de cerise. Depuis cette époque, M. F.... à continué à
avoir régulièrement, tous les ans, quatre, cinq et même
six attaques de goutte, et toujours, dans l'intervalle,
la marche était extrêmement douloureuse et pénible.
Depuis cette époque aussi, il a rendu presque constamment, et en quantité considérable, des graviers d'a-
cide urique; et il a été très sujet à des coliques néphrétiques, à la suite desquelles il urinait quelquefois du
sang, surtout lorsqu'il montait à cheval, ce qui l'a forcé
à renoncer à sa profession, qu'il exerçait dans les en-

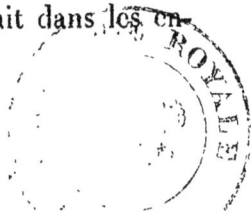

virons du Mans. Enfin, pour comble d'infortune, depuis six ans, ce malade est devenu asthmatique, et il a même des accès assez rapprochés.

Lorsque M. F.... arriva à Vichy la première fois (30 août 1833), sa marche était, comme nous l'avons déjà dit, très pénible. Ses articulations, et particulièrement celles des pieds, étaient gonflées, sans qu'il y eût néanmoins de concrétions apparentes. Il n'était réellement jamais sans douleurs.

Ce malade passa presque tout le mois de septembre à Vichy : étant arrivé tard, il y resta le dernier. Il ne but pas plus de six à huit verres d'eau par jour, mais il joignait à cela un et le plus souvent deux bains, un le matin et un autre le soir. Les urines devinrent promptement alcalines, et au bout de très peu de jours, la gravelle disparut complètement. Il ne tarda pas non plus à marcher avec plus de facilité. Je lui recommandai de ne pas négliger après la saison des eaux, lorsqu'il serait rendu chez lui, de prendre souvent des boissons alcalines.

Je le vis l'hiver suivant, dans un voyage qu'il fit à Paris, et j'appris avec grand plaisir que la goutte n'avait pas reparu.

Pendant la saison de 1834, M. F..... est revenu passer six semaines à Vichy. Il avait eu seulement quelques ressentimens de sa gravelle, mais il n'avait pas eu le moindre accès de goutte, et il marchait aussi facilement et sans plus souffrir qu'avant d'être goutteux. Pendant cette dernière saison il a pris un peu plus d'eau que l'année précédente, environ 10 à 15 verres par jour. Une circonstance que je crois devoir noter, c'est qu'il est arrivé avec un accès d'asthme, et qu'il a conservé cette maladie, passant souvent des nuits entières sur son séant, pendant la plus grand partie de son séjour à Vichy, sans que les eaux aient paru avoir la moindre influence, ni en bien ni en mal, sur cette affection. Huit jours avant son départ, et tout en continuant l'usage des eaux, l'asthme a cessé tout-à-fait; mais depuis son retour dans sa famille, cette maladie a reparu à plusieurs reprises.

N'ayant point eu de ses nouvelles depuis quelque temps, je lui ai écrit pour savoir comment il avait passé son hiver; voici sa réponse que je viens de recevoir :

Le Mans, le 8 avril 1835.

« MONSIEUR,

« Je vous demande bien pardon de ne pas vous avoir
« répondu plus promptement; j'en ai été empêché par
« mes maudites oppressions. Sans cette malheureuse
« affection, je me trouverais heureux. La goutte m'a
« entièrement abandonné; je n'en ai pas eu la moindre
« atteinte depuis que j'ai fait usage des eaux de Vichy.
« Ces eaux m'ont fait aussi un bien infini pour ma gra-
« velle. Je n'ai plus mes coliques néphrétiques, mais
« seulement, quand je suis un mois sans prendre de bi-
« carbonate de soude, je rends encore du sable rouge.
« Je viens de reprendre mes boissons alcalines, et je me
« promets bien de les continuer long-temps sans inter-
« ruption.

« Vous pouvez juger, monsieur, du changement qui
« s'est opéré en moi. Vous devez vous rappeler qu'à
« mon premier voyage à Vichy, je ne pouvais pas mar-
« cher, ou que du moins je ne marchais qu'avec une
« peine extrême. J'étais dans cet état depuis plus de dix
« ans, éprouvant continuellement des douleurs atroces
« dans les pieds et dans les genoux. Hé bien! tout cela
« a disparu, et maintenant mes jambes sont aussi libres

« qu'elles l'étaient à l'âge de 15 ans. Il ne me manque
« plus que de trouver un remède contre mon affection
« asthmatique. »

L'observation suivante est intéressante sous tant de
rapports que je crois devoir la donner avec quelques
détails. M. D....., qui en est le sujet, a maintenant
41 ans; c'est un homme d'une très forte constitution,
quoique ayant un peu les caractères de ce qu'on est con-
venu d'appeler *un tempérament lymphatique.* Je vais
le laisser raconter lui-même l'histoire de sa maladie et
de tous les moyens qu'il a employés sans succès jusqu'au moment où il s'est soumis au traitement par les
eaux de Vichy.

« Ma maladie est goutteuse et héréditaire. Mon père,
« comme moi, en a été affligé de très bonne heure;
« mais un flux hémorrhoïdal s'étant manifesté chez lui
« à l'âge de 29 ans, et s'étant renouvelé ensuite à-
« peu-près régulièrement tous les mois, lui a évité le
« retour des accès pendant 34 ans. A 63 ans environ,
« les hémorrhoïdes ont disparu, la goutte est revenue,
« et à 66 ans, il est mort à la suite d'un accès très long
« et très douloureux.

« Ma mère a eu un accès de goutte au pied, et ma
« grand'mère maternelle en avait éprouvé des atteintes
« assez fréquentes.

« J'ai eu mon premier accès à 25 ans; il ne dura que
« trois ou quatre jours. La douleur était au pied gau-
« che. Pendant plus d'une année, je ne ressentis que de
« légers picotemens; mais au commencement de 1821,
« j'eus un accès qui dura un mois. Les deux pieds et
« un peu le genou gauche furent entrepris. A la fin d'oc-
« tobre de la même année, arriva le troisième accès :
« les deux pieds, les deux genoux et la main gauche fu-
« rent attaqués. Il dura environ six semaines. La conva-

« lescence fut plus longue et plus difficile que la dernière
« fois. Après mes accès, les digestions étaient bonnes ;
« mais au bout de quelque temps, elles devenaient len-
« tes, et six semaines avant l'invasion d'une nouvelle
« attaque, l'estomac engendrait des aigreurs intoléra-
« bles et qu'aucun remède ne faisait cesser. Depuis, ces
« aigreurs ont toujours été le pronostic de mes attaques.

« Au printemps de 1822, j'eus la goutte aux deux pieds,
« aux deux genoux, aux deux mains, dans les coudes. L'ac-
« cès fut de deux mois et très douloureux. On combattit
« l'inflammation par des sangsues. La convalescence fut
« longue, et dès-lors la marche commença à être moins
« facile. Dans l'été de la même année, les glandes du
« cou devinrent très grosses et très douloureuses, et
« ces engorgemens ne cédèrent qu'à l'usage de cata-
« plasmes long-temps continués. Au mois de novembre
« de cette même année, commença encore une autre at-
« taque de goutte qui dura deux mois.

« En 1823, j'eus deux attaques. Mes reins devinrent
« douloureux, et mes urines charriaient une grande quan-
« tité de sable rouge. On attribuait les douleurs que je
« ressentais dans les reins à un lumbago. Je cherchais à
« les calmer, ainsi que la goutte, par de fréquentes ap-
« plications de sangsues, pour le lumbago, au siège, et
« pour la goutte, sur les parties attaquées.

« En général, à chaque nouvelle attaque, ma marche
« devenait plus difficile et ma convalescence plus lon-
« gue. Je n'avais encore fait aucun grand remède. De-
« puis deux ans, je vivais pendant six semaines de fraises
« et de pain, aucune autre nourriture. Pendant huit
« mois, je ne vécus que de végétaux. Ma situation n'en
« éprouva nulle amélioration : les attaques revinrent
« aux mêmes époques, avec des accidens pareils et en
« étendant toujours leurs ravages.

« L'estomac a été chez moi, j'en ai la conviction, le
« foyer de la maladie. Six semaines et quelquefois deux
« mois avant l'attaque, je ressentais des aigreurs si vives
« que souvent je les croyais corrosives. Mes digestions
« étaient pénibles; le bas-ventre faisait mal ses fonc-
« tions : quelquefois constipation, plus souvent relâche-
« ment. Il grossissait beaucoup. Les chairs du visage et
« du corps se boursouflaient. Dans la nuit, j'étais
« réveillé par des crampes si douloureuses dans les
« jambes, que je me jetais à bas de mon lit. J'avais
« aussi une telle gêne dans les côtes que je ne pouvais
« plus ni me retourner ni me baisser. Mon appétit était
« entièrement nul ou fantasque, ne mangeant pas ou
« mangeant trop.

« Jusqu'en 1825, j'eus régulièrement deux attaques par
« an. Pendant trois années, l'une de ces attaques com-
« mença le 15 août, jour fixe, et l'autre, plus légère, au mois
« de mars ou d'avril. C'est depuis cette époque que j'ai eu
« dans chaque attaque une fièvre constante, dont le re-
« doublement, qui m'ôtait tout sommeil, me prenait le
« soir pour ne me quitter qu'à la pointe du jour. Pendant
« cette fièvre, je n'urinais que rarement et en très petite
« quantité, et à peine mes urines étaient-elles refroi-
« dies, qu'elles devenaient rouges et épaisses, de ma-
« nière à ressembler assez exactement à une soupe aux
« tomates. Je n'allais presque plus à la garde-robe. Mon
« abstinence de nourriture faisait diminuer le volume
« du bas-ventre, sans que pour cela il perdît de sa du-
« reté. Je crois que c'est pendant la fièvre et la suspen-
« sion de la secrétion urinaire et des évacuations alvines,
« que les concrétions, que j'ai maintenant en si grande
« quantité, se sont formées.

« Au mois de septembre 1825, pendant une attaque
« qui avait débuté le 15 août, et qui était très violente,

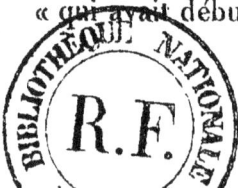

2

« je fis appeler un médecin qu'on m'avait dit avoir em-
« ployé le colchique avec succès contre la goutte. Il me
« purgea deux fois doucement, et ensuite, pendant qua-
« tre jours, il me fit prendre, dans un verre d'eau, une
« cuillerée à café de teinture de colchique. Ce remède
« eut assez de puissance contre la goutte, il la chassa
« de toutes les parties qu'elle occupait aux articulations;
« mais je ne sais l'effet qu'il produisit sur les reins : le
« fait est que, me croyant convalescent, j'éprouvai pour
« la première fois dans cette partie une gêne telle qu'il
« me fut impossible, pendant plusieurs semaines, de me
« soulever et même de me tenir sur mon séant. J'attri-
« buai cet état, qui m'inquiéta fort, au remède, et je ne
« voulus plus en faire usage. Je m'aperçus également
« que les concrétions qui se formaient autour des arti-
« culations, étaient devenues plus dures et diminuaient
« beaucoup moins dans l'intervalle des attaques.

« Dans l'hiver de 1826 à 1827, j'eus une nouvelle atta-
« que. Ayant entendu dire que deux médecins distingués
« de Paris avaient obtenu d'heureux résultats de l'emploi
« du stramoine, l'un d'eux fut appelé et m'en fit prendre
« en pilules pendant sept ou huit jours. L'effet de ce
« stupéfiant fut d'arrêter toutes les sécrétions et de me
« porter au cerveau. Celui qu'il produisit sur la maladie
« fut prompt : les douleurs disparurent comme par en-
« chantement. Je me crus guéri, mais je marchai diffici-
« lement. Mes articulations devinrent molles, et ma tête
« faible. Au mois d'août je fus repris d'une nouvelle at-
« taque; on me fit subir un second traitement, mais
« m'en trouvant encore plus mal que du premier, je re-
« nonçai au remède.

« Je fus un an sans rien faire ; seulement on m'appli-
« qua une fois des sangsues au siège. Mon attaque fut
« pareille aux précédentes.

« Dans l'été de 1829, ayant fait appeler un médecin
« dont j'avais lu un ouvrage sur la goutte, il me fit pren-
« dre beaucoup de remèdes, dont il ne me faisait pas
« connaître la composition. Après les premières doses, je
« fus soulagé ; les douleurs disparurent, mais mes reins
« se raidirent davantage, et mes membres devinrent si
« lourds qu'il me semblait que chacun de mes pieds pe-
« sait cent livres. Je me rétablis un peu ; mais, à la fin
« de février 1830, j'eus une nouvelle attaque. Le même
« médecin m'administra les mêmes remèdes. J'en éprou-
« vai les mêmes résultats, et peut-être plus désastreux
« encore. L'attaque dura quatre mois pendant lesquels je
« gardai le lit. Je ne me rétablis plus. Je renonçai au re-
« mède et au médecin. J'ai su par lui depuis que c'était
« du colchique dont il usait à si grande dose.

« Je restai impotent ou à-peu-près, et je me traînai
« jusqu'à la fin de février 1831, époque d'une nouvelle
« attaque. J'avais pris, dans l'intervalle de ces deux at-
« taques, une douzaine de bains iodurés et en même
« temps de l'iode à l'intérieur ; j'en éprouvai diverses in-
« commodités. Je me fis appliquer successivement quatre
« vésicatoires aux genoux et un cautère au bras gauche ;
« j'ai conservé ce dernier près de trois ans. Je crois que
« ces remèdes, de même que tous les autres, m'ont été
« mauvais. A la fin d'avril, c'est-à-dire après deux mois
« de maladie, je commençais à me traîner, quand on
« me persuada de prendre des bains de vapeur à la ma-
« nière russe. J'adoptai ce moyen avec ardeur ; j'en pris
« plus de 50 de suite. On élevait souvent la température
« à 50 degrés, jamais à moins de 46, et après avoir été
« bien frotté de savon et flagellé, on me faisait subir une
« affusion d'eau froide. Je pris aussi une grande quan-
« tité de bains sulfureux et de douches émollientes. Tous
« ces moyens m'ayant été nuisibles, j'y renonçai.

« Depuis le mois de juillet jusqu'au mois de septem-
« bre 1832, je pris avec constance du sirop de gayac,
« que l'on m'avait conseillé. Je ne sais si je dois en
« accuser ce remède, mais à la suite de son usage, j'eus
« la plus forte attaque de goutte que j'eusse ressentie.
« Elle dura six mois entiers. Les accidens furent graves
« et je me trouvai tout-à-fait impotent. Comme, après
« cette grande attaque, j'avais tous les jours de petits
« accès, j'eus encore recours à un nouveau remède, le
« sirop de Boubée, et à aussi grande dose que l'instruc-
« tion le permettait. Ce remède me parut arrêter les
« invasions de mes petits accès, mais il me porta si for-
« tement sur les articulations, qu'il arrêta le peu de
« mouvement que j'avais conservé. Je l'abandonnai en-
« core.

« J'étais arrivé à un tel point de découragement que
« j'étais décidé à ne plus combattre la maladie, et à la
« laisser maîtresse de ma pauvre personne, quand
« M. Wolouski, médecin polonais, me conseilla, au
« mois d'août 1833, les eaux de Marienbad, qu'il avait
« fait venir de la Bohème pour plusieurs de ses malades.
« Jusque-là je n'avais fait aucun usage d'eau minérale,
« que l'on considérait, en général, comme nuisible à la
« goutte. Du 15 août au 20 octobre, j'en pris chaque jour
« quatre verres à jeun. Ils agirent sur mes entrailles
« et diminuèrent sensiblement la grosseur et la dureté
« du bas-ventre. Le 20 octobre, la goutte se présenta.
« Jusqu'à la fin de novembre, elle ne fut pas très vio-
« lente. Le 1er décembre, après plusieurs jours de mal-
« aise et un manque total d'appétit, je fus frappé, à
« huit heures du matin, d'une attaque de paralysie du
« côté droit, à la bouche et au bras seulement. M. Wo-
« louski et M. Récamier, qu'il appela en consultation,
« en détruisirent les effets en moins de vingt-quatre

« heures. On me leva un peu vers le 15 décembre, et
« je commençai à me traîner seul dans les premiers
« jours de janvier 1834. J'éprouvai alors de grandes
« gênes dans le bas-ventre et dans les reins, et, à la
« suite, de violentes coliques néphrétiques, qui ame-
« nèrent un gravier qui me soulagea. Pendant trois
« mois, j'en rendis beaucoup, de gros d'abord, et en-
« suite de plus petits, de formes diverses, mais plus
« particulièrement semblables à des framboises. »

M. le docteur Bourdois de la Motte suivait la maladie de M. D..., depuis très long-temps. Jamais il
n'avait cru devoir lui prescrire d'autres remèdes qu'une
grande sobriété. Cependant il avait consenti à ce qu'on
essayât les divers traitemens dont le malade vient de
nous parler, mais en se réservant de les faire cesser
aussitôt qu'il en reconnaîtrait le danger.

Au mois de mai 1834, M. Bourdois ayant lu le mémoire que je venais de publier sur la dissolution des
calculs urinaires par les eaux de Vichy, en parla à
M. D..., et l'engagea à en faire usage. Je reçus aussitôt une
lettre de ce dernier, accompagnée d'un échantillon de
sa gravelle, pour me demander si je pensais que les eaux
de Vichy pussent lui convenir. Comme sa gravelle était
formée par l'acide urique, je n'hésitai pas à l'engager
à venir; et, quant à sa goutte, je lui donnai les raisons
qui me faisaient espérer que, même dans ce cas, les
eaux de Vichy lui seraient salutaires.

M. D.... commença par essayer des eaux de Vichy
à Paris. Il en prit quatre à cinq verres par jour, pendant six semaines, et déjà il en ressentit quelque soulagement: sa gravelle disparut tout-à-fait; il n'éprouva
plus d'aigreurs, et les fonctions de l'estomac se trouvè-
rent assez bien rétablies. Il a plusieurs fois constaté,
pendant ce traitement, que l'urine, la sueur et les autres

sécrétions étaient devenues très alcalines, d'acides qu'elles étaient toutes auparavant.

C'est le 7 juillet qu'il arriva à Vichy, avec une lettre de recommandation de M. d'Arcet, qui, sans vouloir lui donner aucun conseil, avait cependant approuvé son voyage. Il croyait, comme moi, que c'était un cas dans lequel on devait essayer les eaux de Vichy, et que probablement l'on réussirait. Cette opinion d'un aussi savant chimiste était faite pour m'encourager. J'avoue néanmoins, qu'en voyant ce goutteux, je ne fus pas agréablement surpris, car j'étais loin de le croire aussi malade et aussi impotent qu'il l'était réellement. Je me reprochai presque alors de l'avoir engagé à venir, surtout lorsque ayant voulu me montrer comment il marchait, je le vis faire de si pénibles efforts, avant de pouvoir quitter la chaise sur laquelle on l'avait déposé à son arrivée, et pour se traîner deux ou trois pas, courbé en avant, et appuyé sur une canne.

Après l'avoir fait coucher dans une chambre au rez-de-chaussée, et aussi près que possible de l'établissement, j'examinai les ravages produits par la goutte autour des articulations. Je trouvai aux pieds une multitude de concrétions très dures. Presque toutes les articulations en étaient entourées. Les unes étaient très petites, mais quelques autres étaient larges et épaisses. On en remarquait particulièrement une qui occupait la face supérieure du gros orteil du pied droit, entourait son articulation avec le métatarse, et qui faisait une saillie très marquée en dedans. Cet orteil était déformé et son extrémité relevée presque perpendiculairement. Une autre, également très large et très dure, était située sur le bord externe du même pied, recouvrait presque toute l'étendue du cinquième os du métatarse, ainsi que son articulation avec le petit orteil,

et s'étendait aussi à la plante du pied. Une troisième
concrétion extrêmement dure, était placée sur le côté
externe du talon; elle était profonde, grosse comme le
doigt, un peu mobile, s'étendait depuis la partie posté-
rieure de la malléole jusqu'à la face plantaire du talon.
Cette concrétion faisait l'effet d'un gros clou introduit
dans les chairs. Elle gênait beaucoup le malade, lorsqu'il voulait s'appuyer sur le talon. Au pied gauche,
la plus remarquable avait la forme d'une plaque large,
assez épaisse et très dure, et était placée au-dessous de
l'articulation du gros orteil avec l'os du métatarse; elle
gênait aussi beaucoup la marche. Il y avait, sur les
tendons d'Achille, de petites tumeurs rondes, du volume d'une grosse noisette, deux à la jambe gauche, et
une seulement à la jambe droite. Le malade trouvait
que ces petites tumeurs empêchaient le jeu des tendons
et contribuaient beaucoup à gêner la marche. En les
examinant avec attention, il était facile de se convaincre
que ces trois petites tumeurs étaient enkystées; elles
avaient un peu de mobilité sur le tendon; et, quoique
les kystes fussent très tendus, et qu'elles fussent par
conséquent très dures, il m'a semblé qu'elles ne conte-
naient pas de substances tophacées, mais seulement une
matière comme gélatineuse. En général, les deux pieds
étaient habituellement gonflés et œdémateux, et les articulations ne pouvaient plus faire que de très faibles
mouvemens.

Les deux genoux étaient volumineux, empâtés, nullement douloureux, mais raides.

Le ventre me parut gros, dur et comme empâté. Le
tronc n'avait presque plus de mobilité sur le bassin. À
la partie inférieure de la région lombaire, particulièrement à gauche, au-dessus de la hanche du même côté,
on trouvait une grosseur qui était surtout remarquable,

lorsque le malade voulait marcher, et qui contribuait sans doute alors à le faire pencher en avant, sur la jambe droite. En l'examinant avec attention, elle semblait une masse assez élastique, mais au milieu de laquelle on découvrait une multitude de duretés, de sortes de concrétions plus ou moins volumineuses, séparées les unes des autres, et mobiles. Il n'y avait presque pas de sensibilité.

Presque toutes les articulations des doigts des mains étaient beaucoup plus grosses que dans l'état naturel, et plus ou moins déformées. On remarquait autour de plusieurs quelques petites concrétions, qui avaient de la mobilité. L'articulation de la main gauche avec l'avant-bras, avait été déformée dans une attaque déjà ancienne : le cubitus avait été comme soulevé et luxé sur le poignet, et il en résultait que lorsque le malade voulait étendre les doigts, les tendons des extenseurs faisaient l'effet de cordes qui soulevaient la peau.

Les coudes n'avaient point été épargnés par la goutte. On trouvait à la pointe de chacun d'eux et au-dessous de la peau, une petite masse de concrétions. Celle du coude gauche, plus volumineuse, paraissait comme grumeleuse et était évidemment composée d'un grand nombre de petites concrétions très dures, ayant la forme de lentilles, et quelques-unes de très petits pois. Elle était très mobile et tout-à-fait isolée de l'articulation. Celle du coude droit était moins volumineuse, moins divisée, mais très dure et plus adhérente à l'articulation.

Tels sont les principaux désordres que la goutte avait déjà produits chez ce malade; mais ils augmentaient chaque année, car les attaques devenaient de plus en plus violentes et de plus en plus longues. D'ailleurs sa santé générale était déjà si altérée, que son avenir commençait à lui paraître bien triste. Aussi était-il bien décidé à porter l'alcalisation par les eaux de Vichy aussi loin que possible.

Je prescris pour le lendemain, 8 juillet, cinq verres d'eau de la fontaine des Célestins et un bain d'eau minérale, mitigé avec moitié eau douce; mais le malade, entraîné par son desir d'arriver tout de suite à de fortes doses, n'est pas plus tôt dans sa baignoire, qu'il la vide en partie et qu'il remplace l'eau qu'il en avait retirée par de l'eau minérale pure. Il boit aussi huit verres d'eau, au lieu de cinq. Il supporte cela parfaitement, et je consens à ce qu'il continue le jour suivant.

Le 10, après y avoir bien réfléchi, persuadé qu'il serait bien difficile d'amener la dissolution des concrétions, sans déterminer un peu d'inflammation dans toutes les articulations qui avaient été occupées par la goutte, je me décide, à la grande satisfaction du malade, à ajouter une douche à deux bains qu'il devait prendre, sauf à cesser si j'y voyais de l'inconvénient; ou seulement à modérer l'inflammation par des moyens adoucissans, si elle devenait trop violente. La dose d'eau en boisson est portée à 12 verres. Le soir, le gros orteil du pied droit est rouge et gonflé. Le malade marche avec un peu plus de peine; à cela près, il se trouve très bien.

Le 11, je veux le voir avant qu'il n'aille au bain. l'orteil est extrêmement rouge et gonflé, et surtout à son articulation avec l'os du métatarse. Je crois sentir dans la tumeur formée par cette partie, un corps dur qui est devenu très mobile; et M. D.... me fait de suite une remarque qui me frappe et me paraît d'un bon augure, c'est qu'il ne souffre pas ou presque pas, comparativement à ce qu'il éprouve lorsqu'il est pris par la goutte, sans être alcalisé, et qu'il a une inflammation semblable à celle que nous examinons. Il remue encore l'orteil, ce qu'il ne pouvait jamais faire, lorsque ordinairement il avait la goutte, et je le presse sans beaucoup augmenter la douleur. Je consens à une seconde douche; mais cependant à la condition expresse qu'on ne la fera pas tomber sur les parties déjà enflammées. M. D...., toujours disposé à aller au-delà des prescriptions, finit par se la faire appliquer même sur ces parties; aussi est-on obligé de le rapporter dans son lit. Le pouce et le doigt du milieu, de la main droite, sont déjà pris. Le malade boit 15 verres d'eau.

Le 12, je le vois de grand matin. Il a passé une excellente nuit. Cependant la tumeur formée sur l'orteil et la partie voisine du pied est énorme et très rouge. Je l'examine et ne puis y distinguer que de l'eau : la fluctuation est on ne peut plus manifeste. La douleur est encore moindre que la veille. Tout cela ne me paraît ressembler en rien à une attaque ordinaire de goutte, et excite au dernier point mon intérêt et mon attention. Le malade, buvant beaucoup, mange peu, mais avec plaisir. Ses fonctions digestives se font parfaitement; et au total il se trouve bien. Même prescription que la veille. Je fais porter le malade au bain.

Le 13, la nuit n'avait pas été bonne. M. D.... ressent de vives douleurs en posant son talon droit par terre. Je l'examine, et je remarque bientôt que le travail inflammatoire et de dissolution a commencé dans la concrétion que nous avons dit être située derrière la malléole externe. Même prescription.

Le 14, la tumeur de l'articulation du gros orteil du pied droit a presque entièrement disparu; la résorption de l'eau qu'elle contenait s'est faite complètement. Je ne trouve presque pas de traces des anciennes concrétions. Celle du talon est devenue un peu plus molle, mais elle est toujours douloureuse. Bain d'une heure et demie; douche d'une demi-heure, 20 verres d'eau.

Le 15, le gros orteil du pied gauche se gonfle, le talon du pied droit reste très douloureux. Bain d'une heure et quart, douche d'une demi-heure, même quantité d'eau en boisson.

Le 17, douleurs assez vives dans presque toutes les articulations. Le talon droit est un peu moins douloureux qu'à l'ordinaire. Bain d'une heure, 18 verres d'eau, pas de douches.

Le 19, le pouce, le doigt du milieu et le poignet de la main droite sont fortement entrepris. Le talon est un peu plus douloureux que la veille. Bain d'une heure, 18 verres d'eau.

Il me vient dans l'idée d'essayer si on n'aiderait pas au ramollissement et à la dissolution des concrétions et de l'empâtement des parties déjà prises par l'inflammation, au moyen de cataplasmes alcalins. Je fais préparer des cataplasmes avec de la farine de seigle délayée dans de l'eau de la fontaine de la Grande-Grille ; je les saupoudre avec du bi-carbonate de soude, et j'en recouvre le talon du pied droit, ainsi que la main droite. Ils furent conservés toute la nuit.

Le 18, la nuit a été assez bonne. Les cataplasmes m'ont paru avoir fait un excellent effet : les parties qu'ils recouvraient sont plus tendues, mais moins douloureuses ; on y remarque de la fluctuation, même dans la concrétion du talon, qui, jusque-là, était restée dure et douloureuse. Deux bains, 15 verres d'eau seulement.

Le 19, nuit passable. Même prescription que la veille. Le soir, démangeaison vive à la partie supérieure des deux pieds.

Le 20, les démangeaisons continuent. Pour la première fois, le pouls s'accélère d'une manière sensible. Douleurs très vives dans les pieds et les genoux. Bain d'une heure, 18 verres d'eau.

Le 21, la nuit a été très mauvaise. Le malade ressent de violentes douleurs dans les pieds et les genoux. Je l'examine avec attention plusieurs fois dans la journée. Malgré ses souffrances et une fièvre assez forte, je ne remarque aucune apparence d'inflammation vers aucun organe intérieur. La langue est humide et nullement rouge. L'eau minérale est bue avec une sorte de délice, et le malade est persuadé qu'elle calme ses douleurs. On le porte encore au bain, il y reste une heure. 18 verres d'eau.

Le 22, mauvaise nuit, beaucoup de fièvre; mais la langue est toujours excellente, et toujours aussi les organes intérieurs restent en bon état. Les deux pieds sont très gonflés; j'y fais appliquer des cataplasmes alcalins qui y restent pendant 12 heures. M. D.... croyant remarquer que l'eau minérale calmait ses douleurs et sa fièvre, en boit 26 verres. Je fais cesser les bains.

Le 23, la nuit a été sans sommeil. La grande consommation d'eau minérale a fait de l'effet : la fièvre est moins forte que la veille. Le genou gauche est extrêmement tuméfié, rouge et un peu douloureux; mais cette douleur que le malade y ressent, est très faible en comparaison de celle qu'il éprouvait ordinairement, lorsque autrefois la goutte s'y fixait. Un large cataplasme alcalin sur le genou, toujours 26 verres d'eau.

Le 24, nuit sans sommeil. Le genou est peut-être un peu plus tendu, mais il est moins rouge, et il n'est surtout presque plus douloureux. L'articulation est remplie d'eau, ce que l'on reconnaît à une fluctuation on ne peut plus manifeste. Le pied du même côté est beaucoup moins douloureux; le gonflement qui s'y était développé diminue rapidement et déjà il y a un peu de mouvement. La fièvre diminue beaucoup dans la journée; le soir, de 8 à 9 heures, il y a un redoublement.

Le genou droit rougit et se tuméfie considérablement ; mais je ne veux pas y appliquer de cataplasmes, afin de voir quelle différence cela apportera à la marche du gonflement. 26 verres d'eau.

Le 25, toujours pas de sommeil. Un peu plus de fièvre que la veille, avec redoublement de 8 à 9 heures du soir. Je remarque, à ma grande satisfaction, que l'eau, qui remplissait le genou gauche, a été en grande partie résorbée pendant la nuit. Le genou droit devient plus gonflé et plus dur. M. D.... a quatre évacuations très bilieuses, mais sans coliques. Pendant deux jours auparavant, il en avait déjà eu plusieurs, très abondantes et noirâtres.

Le 26, nuit assez mauvaise. Pas de fièvre dans la journée, mais il y en a le soir. Je fais appliquer des cataplasmes sur les pieds et sur les genoux. Quatre évacuations bilieuses. Même quantité d'eau en boisson.

Le 27, la nuit était mauvaise. A deux heures du matin, le malade, ennuyé de l'agitation que la fièvre lui causait chaque nuit, prit de la seule main qu'il eût de libre, une bouteille d'eau minérale qu'il avait sur sa table de nuit, et la but d'un seul trait. Après ce bel exploit, il se coucha et s'endormit profondément. Ce jour-là, sa consommation fut de 32 verres d'eau. Le matin, il m'assure que cela a fait merveille, que la fin de sa nuit a été excellente. De leur côté, les cataplasmes ont produit un fort bon effet. Le pied droit, qui auparavant était énorme, est presque revenu à son état naturel. L'autre pied et les genoux ont aussi beaucoup diminué. Mêmes évacuations.

La petite tumeur qui était sur le tendon d'Achille de la jambe droite, et qui, depuis quelques jours, me semblait ramollie, a presque totalement disparu. La plus grosse de celles qui existaient sur le tendon d'Achille de l'autre jambe, a aussi diminué de près de moitié. La concrétion large, dure et assez épaisse qui occupait le côté externe du pied droit, offre aussi, depuis plusieurs jours, de la fluctuation et de la sensibilité, surtout à sa partie antérieure, près l'articulation du petit orteil; il reste une sorte de pointe plus dure en haut et en arrière. Cette dernière partie se ramollit cependant un peu, et s'affaisse. Au total, cette concrétion diminue de volume et s'aplatit beaucoup.

Le 28, la nuit a été bonne; il n'y a pas eu de fièvre. Le redoublement du soir a manqué, ce que le malade attribue à ce qu'il a bu de suite, entre 8 et 9 heures du soir, une pinte entière d'eau minérale. Toutes les articulations se dégagent et acquièrent un peu de mouvement. La tumeur qui occupait la partie inférieure de la région lombaire, me paraît avoir diminué d'un quart. Les évacuations toujours très abondantes, et au nombre de 3 ou 4 par jour, deviennent plus épaisses, et ressemblent assez exactement à de la purée de fèves. 30 verres d'eau.

Le 29, bonne nuit. Je fais porter le malade au bain. Cette opération se fait avec un peu de peine; il y reste une heure et s'en trouve bien. Le genou gauche est complètement revenu à son état naturel; le droit, qui avait été aussi très gonflé, rempli d'eau, et cependant très peu douloureux, a aussi presque repris sa forme naturelle. Les pieds ne sont même plus œdémateux. Une concrétion large et dure, qui existait sous l'articulation du gros orteil du pied gauche avec l'os du métatarse, présente de la fluctuation dans toute son étendue et a déjà beaucoup diminué de volume. Le poignet gauche, déformé, comme nous l'avons dit, depuis long-temps, est gonflé et rouge, mais peu douloureux. Trois évacuations de même nature qu'hier. Ces évacuations sont très abondantes et nullement en rapport avec le peu d'alimens que prend le malade depuis long-temps. Le ventre se dégage, et toutes les voies digestives paraissent en très bon état. Le malade se sent de l'appétit et mange un peu de poulet. Même consommation d'eau minérale en boisson. Il faut dire que, pendant tout ce traitement, nous n'avons pas négligé un seul jour d'examiner l'état chimique des diverses sécrétions, et que nous les avons toujours trouvées à un état alcalin très prononcé.

Le 30, nuit excellente; pouls naturel; appétit. M. D... me fait remarquer qu'étant sur son séant, il fait très facilement mouvoir le tronc sur le bassin, et qu'il peut, dans cette position, regarder la tête de son lit, ce qu'il ne pouvait plus faire depuis bien long-temps. Il peut s'habiller et rester assis dans un fauteuil pendant cinq heures. Je crois qu'il est convenable de diminuer la quantité d'eau en boisson : 20 verres seulement.

Le 31, M. D.... continue à aller mieux; il se lève pendant 8 heures. Les évacuations alvines continuent. 15 verres d'eau.

Cet état s'améliore chaque jour. L'appétit est bon, mais le malade mange peu; les digestions se font facilement. Les forces reviennent graduellement. Il ne boit plus que 10 à 12 verres d'eau, et continue à rester levé la plus grande partie de la journée, sans cependant pouvoir marcher encore. Il s'exerce seulement à se tenir pendant quelque temps sur ses pieds. Il a constamment deux ou trois évacuations par jour, mais sans coliques et sans apparence de dévoiement.

Le 5 août, M. le docteur Guersent se trouvant à Vichy, j'ai eu l'honneur de lui montrer ce malade, qu'il a examiné avec d'autant plus d'intérêt, qu'il est goutteux lui-même. Vers la même époque, j'ai eu aussi l'occasion de le faire voir à MM. les docteurs Hervez de Chégoin et Pinel-Grandchamp.

Le 6, M. D.... a cinq évacutions très abondantes, toujours semblables à de la purée. Il éprouve un certain
travail dans les reins, et sent la nécessité de boire un
peu plus d'eau minérale.

Le 8, bonne nuit; une seule garde-robe. Quelques
douleurs dans la région lombaire et à la main gauche.
M. D.... éprouve une transpiration si abondante qu'il
est obligé de passer la journée entière dans son lit. 12
verres d'eau.

Le 9, le malade se trouve plus fort. Le poignet gauche
est seulement un peu douloureux. Il se lève pendant
huit heures, et depuis ce moment, il n'a plus cessé de
se lever de 8 à 9 heures du matin, pour ne plus se coucher qu'à 10 heures du soir. Une seule garde-robe presque naturelle.

Le 10, le malade se trouve bien; mais il a une éva-
cuation de matières moulées et en quantité si énorme,
qu'il ne se rappelle pas en avoir jamais eu une pareille.
15 verres d'eau.

Le 11, état général excellent. Encore deux évacuations naturelles très abondantes. Bain de trois quarts
d'heure; 10 verres d'eau.

A dater de ce moment, l'état de ce malade s'est amélioré rapidement. De temps en temps cependant il avait
encore deux ou trois évacuations très abondantes par
jour, et le plus souvent, comme celles que nous avons
comparées à de la purée de fèves. Il continue à prendre
un bain par jour, et dix à quinze verres d'eau, suivant
que le besoin s'en faisait sentir.

Le 17, appuyé sur mon bras, il peut sortir de sa chambre et marcher un instant.

Le 18, huit heures de sommeil. Une garde-robe abondante, mais qui se rapproche de l'état naturel. Le ma-

lade marche moins mal; il peut aller au bain à pied, appuyé sur deux bras.

Le 22, M. D.... remarque que ses urines, qui avaient été très peu abondantes pendant son traitement, le deviennent davantage. Elles sont claires et très alcalines. Il fait une promenade en char-à-bancs. Il continue à prendre un bain par jour et douze à quinze verres d'eau. Toujours de temps en temps des évacuations alvines abondantes.

Le 24, M. D.... commence à marcher sans le secours de personne. Il dort, mange et digère bien, et reprend chaque jour un peu plus de force.

Le 27, je fais cesser les bains, parce qu'il fait un peu d'humidité. M. D.... continue seulement à boire douze à quinze verres d'eau jusqu'au 31, jour de son départ pour Paris.

Depuis son retour, M. D.... a continué à prendre des boissons alcalines en petite quantité, ordinairement deux verres d'eau de Vichy, le matin, et quelquefois seulement de l'eau rendue alcaline par du bi-carbonate de soude. Sa confiance dans les alcalis va si loin, qu'il fait même toujours maintenant sa toilette avec de l'eau alcaline.

Les muscles avaient été pendant si long-temps dans l'inertie, que pendant quelques semaines la marche a été lente et pénible. La station debout ne pouvait même avoir lieu sans une prompte fatigue. Cependant ces organes ont recouvré graduellement une grande partie de leur ancienne énergie. Actuellement, debout et sans marcher, M. D.... a retrouvé toute la grandeur de sa taille, ses reins sont très droits et très fermes; mais, quand il marche, il est encore obligé de s'incliner un peu en avant.

Depuis que M. D.... est revenu de Vichy, ses fonc-

3

tions digestives se sont toujours parfaitement faites. Jamais il n'a eu le moindre ressentiment des aigreurs qui le tourmentaient si souvent auparavant, et il a toujours eu le teint de la meilleure santé, au lieu du teint pâle et blafard qu'il avait les dernières années. Ce qui prouve jusqu'à quel point sa santé générale est bien rétablie, c'est qu'il a vécu tout l'hiver comme un homme très bien portant : presque tous les soirs il a été dans le monde, quelquefois au spectacle, et très souvent, ce que j'étais cependant loin de lui conseiller, il a veillé très avant dans la nuit. Malgré cette conduite, peu sage pour un goutteux, nous voilà bientôt parvenus à la fin d'avril, sans qu'il ait eu la goutte, ce qui ne lui était pas arrivé depuis bien des années.

Plusieurs fois, pendant l'hiver, M. D.... ayant éprouvé un peu de gonflement et de rougeur dans quelques petites articulations des pieds ou des mains, il a eu aussitôt recours aux cataplasmes alcalins dont nous avions fait un heureux essai à Vichy, et chaque fois il a fait disparaître le mal avec la plus grande promptitude. Ce moyen a également réussi, sur plusieurs autres malades, à faire avorter la goutte lorsqu'elle s'est montrée dans une articulation quelconque, avec gonflement, douleurs vives et rougeur, et ces malades n'ont jamais tardé ensuite à pouvoir se servir de leur membre. Je n'ose espérer qu'il en sera toujours ainsi de l'emploi de cé moyen; je crains surtout qu'il n'échoue, lorsque la diathèse goutteuse sera très prononcée, et que le malade n'aura point été alcalisé auparavant; cependant j'en ai obtenu de si bons effets jusqu'à présent, que je ne puis m'empêcher de lui accorder un certain degré de confiance. (1)

(1) Lorsque je n'ai pas d'eau de Vichy, pour préparer ces cataplasmes, je me sers d'eau ordinaire, dans laquelle je fais dissoudre du bi-carbonate de

Les concrétions que l'on remarquait chez ce malade, autour des articulations et ailleurs, lors de son arrivée à Vichy, ont éprouvé de notables changemens. Un certain nombre ont disparu ; presque toutes ont diminué considérablement d'épaisseur et d'étendue. Les diverses articulations des mains et particulièrement des doigts, sont beaucoup moins grosses qu'elles n'étaient. Le gros orteil du pied droit, dont l'extrémité était relevée presque perpendiculairement, a repris sa direction naturelle. Les diverses articulations des pieds ont repris un certain degré de souplesse ; les mouvemens du pied sur la jambe sont surtout incomparablement plus étendus qu'ils n'étaient auparavant. Cependant les petites tumeurs enkystées qui existaient sur les tendons d'Achille, et qui avaient un instant presque entièrement disparu, ont repris à-peu-près le volume et la forme qu'elles avaient avant l'usage des eaux.

La tumeur que nous avons décrite et qui existait à la partie inférieure de la région lombaire, au-dessus de la hanche gauche, a tellement diminué, qu'elle est maintenant à peine sensible.

Les seules concrétions qui n'aient presque pas éprouvé de changement, sont celles des deux coudes. Ce sont aussi les seules qui n'aient pas été atteintes par l'inflammation. Résulterait-il de là qu'il faudrait toujours déterminer l'inflammation des concrétions arthritiques, ou des parties qui les entourent, pour en amener la dissolution et ensuite la résorption ? C'est ce que l'expérience démontrera.

Ce malade n'est sans doute pas guéri ; mais néanmoins, si l'on considère l'état dans lequel il était, lorsqu'il a commencé l'usage des eaux, les retours constans des at-

---

soude, dans la proportion de cinq grammes environ par pinte. Lorsque le cataplasme est préparé, je le saupoudre encore de bi-carbonate de soude.

taques et leur violence toujours croissante, malgré tous les moyens qu'il avait employés jusque-là ; si surtout l'on fait attention que depuis des années il n'avait pu passer un hiver sans éprouver une et quelquefois deux attaques qui le retenaient six ou même huit mois au lit, dans l'état le plus pénible et le plus inquiétant, et qu'au contraire cet hiver il a joui de la meilleure santé, à cela près que sa marche est encore difficile, on ne peut nier que son état ne soit considérablement amélioré.

Cette observation est d'ailleurs intéressante sous plus d'un autre rapport. Elle montre jusqu'à quel point l'on peut alcaliser un malade, sans inconvénient, toutes les fois que l'estomac est dans un état qui lui permet de supporter une grande quantité d'eau minérale. M. D.... en a bu jusqu'à trente-deux verres (un verre, ou deux décilitres, contient environ un gramme de bi-carbonate de soude); aussi sa transpiration faisait-elle promptement passer le papier rouge au bleu le plus foncé.

Ce malade, pendant qu'il était sous l'influence de cette grande alcalisation, a fait plusieurs remarques que je crois devoir consigner ici. Il lui a semblé, par exemple, que cette grande quantité d'eau prise en boisson avait la propriété de rendre les inflammations arthritiques peu douloureuses, en comparaison de ce qu'elles sont ordinairement dans les attaques de goutte ; et c'est aussi à cette grande consommation d'eau qu'il a cru devoir attribuer la cessation de sa fièvre, qui, dans ses attaques antérieures, lui durait trois mois et quelquefois plus, avec des redoublemens, le soir, qui empêchaient tout sommeil, sans qu'aucun moyen pût la faire céder. Il trouvait encore que cette grande quantité d'eau qu'il buvait, produisait une douce chaleur qu'il sentait pénétrer dans tous ses membres, et il croyait que, dans cet état, le froid ne pouvait avoir aucune influence fâcheuse sur lui. Le fait est que pendant qu'il avait les articulations gonflées et rouges, et qu'il était souvent en transpiration, ses mains et ses bras sont restés constamment à l'air, que ses pieds et ses genoux n'ont jamais été enveloppés et n'étaient recouverts que par un drap et une couverture de coton très légère, tandis qu'auparavant il portait constamment de la laine sur la peau, et que ses articulations en étaient surtout soigneusement enveloppées pendant ses attaques de goutte. Depuis ce temps, M. D.... a mis si complètement la laine de côté, qu'il n'a même pas repris de l'hiver celle qu'il portait habituellement sur la peau.

Une chose digne de remarque, que semble prouver encore cette observation, c'est qu'il est possible de dissoudre les concrétions arthritiques.

J'ai cru devoir me borner simplement à rapporter ces observations, et je l'ai fait avec une exactitude scrupuleuse. Loin de songer à en tirer encore aucune conséquence absolue, je crois qu'on ne doit les considérer que comme un commencement de faits à enregistrer, une plus longue expérience pouvant seule fixer notre opinion sur la valeur de cette médication. Je continuerai donc à recueillir d'autres faits, et, lorsqu'ils seront assez nombreux, quel qu'en soit le résultat, je m'empresserai de les faire connaître.

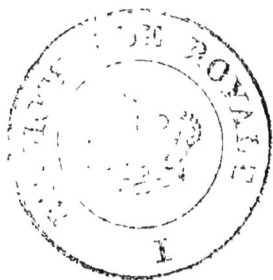